DES
LOUPES

ET DE
LEUR CURE RADICALE

PAR

A. LEBATARD,

DOCTEUR EN MÉDECINE,

MÉDECIN DU BUREAU DE BIENFAISANCE DU DEUXIÈME ARRONDISSEMENT,

MÉDECIN EN CHEF DE L'ASILE, ÉCOLE DE FÉNELON

PARIS

IMPRIMERIE CENTRALE DE NAPOLÉON CHAIX ET Cie,

RUE BERGÈRE, 20.

1852

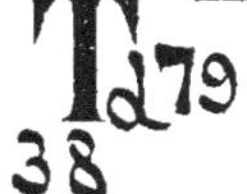

DES
LOUPES

ET DE

LEUR CURE RADICALE

PAR

A. LEBATARD,

DOCTEUR EN MÉDECINE,

MÉDECIN DU BUREAU DE BIENFAISANCE DU DEUXIÈME ARRONDISSEMENT,

MÉDECIN EN CHEF DE L'ASILE, ÉCOLE DE FÉNELON

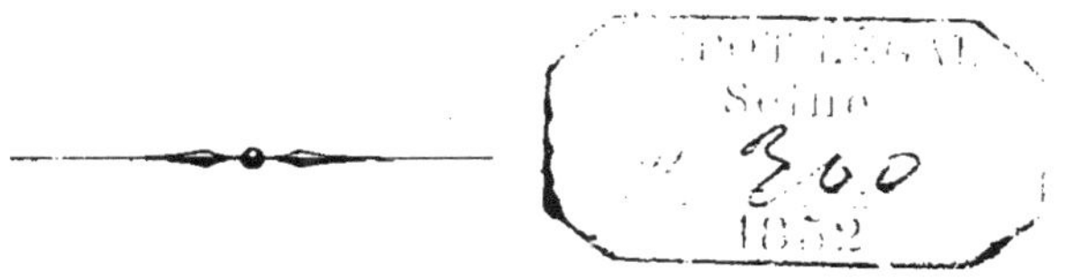

PARIS

IMPRIMERIE CENTRALE DE NAPOLÉON CHAIX ET Cⁱᵉ,

RUE BERGÈRE, 20.

—

1852

DES
LOUPES

ET DE

LEUR CURE RADICALE.

La loupe est une tumeur formée par la rétention ou l'accumulation de la matière sébacée dans un ou plusieurs follicules de la peau. Elle prend le nom de *tanne* quand l'orifice du follicule n'est pas oblitéré, et que par la pression on peut en extraire la matière ; on lui donne celui de loupe quand, l'orifice n'étant pas apparent, la matière s'est accumulée au point de former une tumeur enkystée d'une grosseur variable.

Dans cette dernière forme anatomique, la loupe tire son nom de la matière qu'elle contient. Ainsi on l'appelle *athérôme* quand son contenu ressemble à de la bouillie, *stéatôme* quand il a l'apparence du suif, et *meliceris* quand sa consistance est celle du miel.

De forme en général aplatie, la loupe est enkystée, d'une consistance assez forte, sans changement de couleur à la peau quand elle est petite, mais lui donnant un aspect nacré, diaphane, lorsqu'elle a acquis un certain volume.

Alors la résistance a fait place à une fluctuation d'autant plus manifeste, que la loupe est plus volumineuse et que la matière contenue est moins consistante.

C'est en raison même de cette fluctuation que l'on peut diagnostiquer à quel genre de ces trois dénominations il faut rapporter la tumeur que l'on observe.

La tanne est donc un kyste à ouverture apparente. La loupe a toujours un kyste oblitéré.

Le siége des loupes est assez variable ; mais les parties sur lesquelles on les rencontre le plus souvent sont les paupières, le nez et le cuir chevelu. Quelquefois elles se développent sur le trajet d'un muscle, et, comme elles sont mobiles, elles n'en gênent pas les mouvements.

Ces tumeurs se développent lentement, et de la grosseur d'un grain de chènevis, elles peuvent acquérir une grosseur énorme. Guisard envoya à l'Académie des sciences, en 1728, la description d'une loupe qui pesait quarante livres, et qui de la cuisse descendait jusqu'au-dessous du genou.

Les loupes du nez n'acquièrent presque jamais un gros volume, l'orifice du follicule s'oblitérant rarement. J'en ai vu cependant du volume d'un gros pois. Elles soulèvent l'épiderme, qui, devenu diaphane, laisse entrevoir la matière sébacée qu'elles contiennent. La pression extrait cette matière ; mais comme le kyste n'est pas énucléé, il reste un petit godet d'un blanc nacré, qu'il faut nécessairement détruire par une cautérisation avec l'azotate d'argent pour abréger la durée de cette petite excavation et ne pas s'exposer au retour de la tumeur.

Les loupes des paupières affectent plus particulièrement la supérieure ; elles peuvent atteindre la grosseur d'une noisette et déterminer par leur poids une occlusion légère de l'œil par l'abaissement de la paupière supérieure.

Abandonnée à elle-même, cette tumeur peut rester stationnaire, sans déterminer d'autre altération des tissus qu'un peu de rougeur de la conjonctive oculaire, par le frottement qu'elle exerce sur cette membrane dans le jeu de la paupière, ou bien il provoque à la longue, en dedans, une érosion des tissus par inflammation. Le kyste se rompt en cet endroit et laisse échapper la matière contenue.

Le kyste revient sur lui-même au fur et à mesure de l'écoulement de la matière sébacée, et peu à peu il disparaît.

Ces tumeurs peuvent disparaître d'elles-mêmes par résolution.

Quand la tumeur acquiert un assez gros volume pour gêner les mouvements de la paupière et qu'elle reste stationnaire, il faut, après avoir employé tous les résolutifs, en venir à l'opération, qui consiste à pratiquer une ponction dans le kyste pour le vider, ou l'extraire par énucléation.

Cette petite opération est rarement suivie d'accidents érysipélateux. Il survient quelquefois un phlegmon de la paupière, mais la laxité de ses tissus ne peut faire craindre un étranglement douloureux, et il suffit d'écarter les lèvres de la plaie pour vider ce petit phlegmon.

On peut se demander s'il est nécessaire d'enlever le kyste en l'énucléant, ou de le vider seulement, comme le fait la nature dans l'érosion interne dont j'ai parlé et que j'ai plusieurs fois observée.

Je pense que, pour les tumeurs de la paupière supérieure, on doit se contenter de vider le kyste à l'aide d'une incision qui le traverse entièrement, et d'entretenir dans son intérieur une inflammation adhésive par le séjour d'une petite boulette de charpie, dont on diminue chaque jour le volume jusqu'à entière cautérisation. Ce mode opératoire, bien simple, déterminera la destruction du kyste par inflammation. Pour les tumeurs de la paupière inférieure, je préfère l'énucléation, si l'on ne veut pas s'exposer à causer une difformité par rétraction des tissus, déterminée nécessairement par l'adhérence de la peau avec le kyste incomplétement résorbé.

Je donne en ce moment des soins à un jeune homme qui a été opéré d'une loupe enkystée de la paupière inférieure par une incision transversale. Le kyste s'est bien vidé ; mais sa destruction n'ayant pas été complète, il en est résulté une adhérence des bords de la plaie avec le kyste restant, qui détermine un bourrelet assez saillant au-dessous de la paupière. La rétraction des tissus est telle aussi, que l'œil se ferme incomplétement. Cette observation montre que l'énucléation est préférable à toute autre opération pour la paupière inférieure, ou qu'il ne faut pas abandonner la cicatrisation aux soins de la nature avant d'être bien certain que le kyste a été détruit entièrement par l'inflammation entretenue par la boulette de charpie placée dans son intérieur.

J'insiste sur cette inflammation déterminée et entretenue dans le kyste incisé, pour prouver que la nouvelle opération que j'ai pratiquée avec un succès constant sur ces loupes sébacées de la tête, ne doit sa réussite qu'à la présence d'un corps étranger maintenu dans l'intérieur du kyste pendant un temps assez long pour en causer la destruction ou l'atrophie. Aussi conseillerai-je d'appliquer l'opération nouvelle aux loupes des paupières, bien certain d'obtenir le même succès.

Les loupes de la tête sont les plus communes; elles sont quelquefois au nombre de dix ou douze; leur volume est très-variable ; elles se développent très-lentement. Lorsqu'elles ont acquis une certaine grosseur, elles peuvent avoir assez distendu le kyste et la peau pour que la matière se fraie un passage et vienne se déposer couche par couche, au point de déterminer une petite tumeur ressemblant aux croûtes laiteuses. Cette excrétion naturelle se fait en raison de l'abondance de la sécrétion.

J'ai observé une femme qui portait des loupes sur la tête depuis une vingtaine d'années, et sur le sommet desquelles se développait, par l'excrétion naturelle, une tumeur qui s'allongeait et prenait peu à peu la forme d'une corne. Une de ces cornes, qui avait persisté depuis deux ans, avait la configuration exacte d'une corne de bélier. Présentant une spirale , elle se terminait en pointe et avait la longueur de 5 pouces à peu près. D'autres fois, ces loupes, devenues assez volumineuses pour être pédiculées, ne laissent suinter aucune matière ; mais, sans cause appréciable, se flétrissent; la poche se ride, et on sent dans son intérieur des noyaux isolés concrétés.

Selon la place que les loupes occupent sur le cuir chevelu , elles deviennent fort gênantes et souvent douloureuses.

Quand elles n'ont qu'un petit volume, on patiente, on temporise ; mais quand elles grossissent au point d'empêcher de se coiffer ou de se coucher sur le côté qu'elles occupent, on a recours à l'opération.

Quoique simples dans leur exécution, les différents modes opératoires ont été si souvent suivis d'érysipèles mortels, que les chirurgiens hésitent à débarrasser les malades de cette petite infirmité.

Pour conjurer les dangers que peut entraîner une opération, on a tenté d'obtenir la résolution de ces tumeurs. Tous les topiques les plus rationnels, comme les plus compliqués, tels que l'urine bouillie avec du sel commun, du galbanum, du styrax et du mercure doux, etc., etc., ont été mis en usage, et sans succès.

La pression continue n'a pas eu meilleur résultat.

Les chirurgiens ont conseillé :

1° L'amputation ;

2° L'extirpation ;

3° La ligature ;

4° La destruction par la potasse caustique ;

5° La destruction par le caustique de Vienne.

L'amputation était préférée par Delpech, Boyer, Marjolin. Ils comprenaient la tumeur dans deux incisions semi-lunaires, et réunissaient par première intention.

L'extirpation qui se fait par deux incisions cruciales ne s'appliquait qu'aux loupes du plus petit volume. Ces deux modes opératoires étaient suivis trop souvent d'accidents érysipélateux trèsgraves, qui imposaient aux chirurgiens une prudence telle, qu'ils préféraient souvent abandonner les loupes à elles-mêmes.

La ligature, ne pouvant s'appliquer qu'aux loupes pédiculées,

offre moins de danger ; mais cette forme est très-rare. Boyer la pré-
férait à toute autre opération.

La perforation d'outre en outre, à l'aide d'une tige de fer acéré,
n'a pas eu plus de succès que les autres moyens ; son seul avantage,
en ne guérissant pas, était de ne pas déterminer d'accidents inflam-
matoires : aussi a-t-elle été abandonnée.

La destruction de la loupe par la potasse caustique a été conseil-
lée et mise en pratique ; mais, comme on ne pouvait calculer abso-
lument la profondeur des escharres produites, il est arrivé que
tissus, kyste et périoste épicranien ont été détruits. De là, des accidents formidables qui ont fait abandonner ce dernier procédé.

Tels sont les moyens conseillés depuis les temps les plus recu-
lés jusqu'en 1825, et qui ont été plus ou moins employés jusqu'en 1846 ; car pendant cette série d'années les auteurs n'ont
publié que les répétitions successives de leurs devanciers, et les
les loupes ont toujours été opérées de la même manière. Mais la
science ne pouvait rester timide au point de négliger une maladie
dans la crainte de causer des accidents redoutables en tentant une
opération : aussi depuis quelques années, plusieurs praticiens dis-
tingués ont-ils préconisé le caustique de Vienne pour guérir les
loupes en les détruisant.

Ce moyen est en grande faveur, et M. Guersant a récemment
publié un travail sur son emploi, et le recommande spécialement
de préférence à tout autre.

Nous nous inclinons devant les succès publiés par M. Guersant ;
mais nous nous demandons encore si le caustique de Vienne met
bien à l'abri des accidents consécutifs.

La perte de substance que détermine la chute des escharres a-t-elle bien conservé la limite et la profondeur qu'on avait calculées ? L'inflammation éliminatrice se borne-t-elle toujours aux tissus cautérisés, et ne peut-on pas avoir à craindre l'érysipèle que l'on voulait éviter ?

Certes, d'après les récits des succès obtenus par les chirurgiens et le peu d'accidents que le caustique détermine, c'est le moyen à préférer.

A. Mais l'escharre détachée, il reste une plaie profonde avec perte de substance, qui pour se cicatriser demande souvent plus d'un mois. Qui ne sait que les plaies de tête sont celles qui se cicatrisent le plus promptement quand elles sont simples, et le plus lentement quand elles sont avec perte de substance ?

B. Le caustique s'empare-t-il toujours du kyste tout entier, quelles que puissent être les précautions ? Je ne le pense pas. J'ai vu depuis peu un malade qui portait une loupe sur la tête et que le caustique n'avait point enlevée.

La plaie qui en était résultée était vive, très-douloureuse, et le malade a dû pendant trois mois porter un petit appareil pour protéger la plaie contre le contact de l'air.

La cicatrisation s'est enfin opérée, et la loupe a depuis augmenté de volume.

Le caustique, tout en ne touchant pas le kyste, n'avait eu aucune influence sur la loupe et sur sa sécrétion. L'inconvénient le plus grave venait de l'adhérence que la peau de nouvelle formation avait contractée avec la face supérieure du kyste.

Il est donc indispensable de cautériser profondément d'abord , puis d'inciser l'escharre dans toute son épaisseur pour pénétrer au milieu du kyste et le détruire. Alors, pourquoi deux opérations successives : *cautérisation* et *incision ?*

Ne peut-on craindre de déterminer par cela même les accidents que l'on a tant à redouter dans l'extirpation ou l'amputation ?

Le caustique de Vienne présente donc des inconvénients dangereux ou désagréables. C'est pour y obvier que j'ai eu la pensée de simplifier cette opération, en mettant les malades à l'abri de tout accident consécutif.

L'opération que je conseille, et que j'ai pratiquée plusieurs fois avec le plus grand succès, est le séton à demeure pendant un temps plus ou moins long. Je l'applique sur toutes les loupes, quelque volume qu'elles aient, quelque place qu'elles occupent, qu'elles soient pédiculées ou uniformes, qu'elles aient plus ou moins de mobilité.

Une loupe étant donnée, je la traverse dans son plus grand diamètre d'une aiguille courbe, dont la largeur est en raison directe de la grosseur de la tumeur.

Cette aiguille est enfilée d'un ruban plat, plus ou moins large.

Lorsque la tumeur est ainsi traversée, je coupe les deux bouts du ruban, que je laisse assez longs pour qu'ils puissent être noués sur le milieu et le sommet. Je ramène les cheveux sur le nœud, si la loupe en est encore recouverte, et l'opération est terminée.

Les deux ouvertures pratiquées par l'aiguille sont aussitôt oblitérées par la matière sébacée qui s'échappe ; je les essuie et n'exerce de pression sur la tumeur que deux ou trois jours après l'opération.

Cette opération, très-simple, n'est pas douloureuse; elle se fait très-promptement, et les malades n'ont besoin que de mettre quelques compresses d'eau froide, s'ils ressentent un peu de chaleur ou quelque douleur.

Je laisse le premier séton pendant huit jours au plus, et je le remplace par un second, qui reste autant de temps, si la loupe ne s'est pas de beaucoup vidée par la pression exercée de temps en temps , ou si elle n'est pas revenue sur elle-même par l'atrophie du kyste. Le second séton, avant de remplacer le premier, est trempé dans une solution de 1 gramme d'azotate d'argent dans 15 grammes d'eau distillée.

Avant de l'introduire, je brouille la matière sébacée avec un stylet.

La matière sébacée, de blanche qu'elle était, perd de sa consistance et prend une couleur chocolat, sanieuse, qui s'écoule plus facilement.

J'enlève le second séton ; les ouvertures restent béantes , se cicatrisent d'elles-mêmes ; le kyste s'atrophie peu à peu, se résorbe et disparaît. A la place de la loupe on trouve une dépression.

Certes, cette petite opération, si simple, si facile, qui ne cause aucune douleur, n'entraîne à aucun dérangement d'occupations et à aucun des inconvénients précités, est de beaucoup préférable à toutes celles qui ont été conseillées.

Le malade, que j'ai opéré trois fois, a constamment voyagé après chaque opération, et ne revint me voir que deux ou trois fois pour remplacer le séton.

Voici, à l'appui de ce que j'avance, les observations qui démontrent l'innocuité de l'opération, son peu d'importance, son efficacité, l'absence de tout accident consécutif, et les transformations déterminées dans le kyste traversé de part en part par un ruban.

Je n'ai opéré ces trois loupes que l'une après l'autre, pour rendre l'opération plus sûre, et mettre le malade le plus à l'abri de tout accident inflammatoire.

OBSERVATIONS. — M. L. portait depuis plusieurs années trois loupes : l'une d'elles, de la grosseur d'une noix, occupait le milieu du crâne ; les deux autres, grosses comme une aveline, étaient situées sur les pariétaux.

Je lui conseillai l'opération pendant que les loupes s'accroissaient et parce qu'elles le gênaient de plus en plus.

Je passai à travers la plus grosse des loupes et dans son centre, une aiguille courbe d'une largeur d'un demi-centimètre et armée d'un ruban d'un centimètre de largeur. Les deux bouts ramenés sur le milieu de la tumeur, je les nouai, et le tout fut recouvert par les cheveux que j'avais préalablement éloignés.

Cette petite opération, faite très-rapidement, ne détermina qu'une légère douleur. J'abandonnai la tumeur aux soins du séton, et pendant huit jours, la matière sébacée s'écoula d'elle-même, ou sous l'influence d'une légère pression que j'avais recommandée à mon opéré. Ces huit jours s'écoulèrent sans douleur et sans aucune préoccupation. Quand la tumeur me parut un peu vidée, je remplaçai le premier séton par un second fil imbibé d'une solution de 1 gramme d'azotate d'argent dans 15 grammes d'eau distillée. La matière sébacée, qui jusqu'à ce moment avait conservé sa consistance caséeuse, devint liquide et de couleur brune. La poche me semblant complétement vidée et le kyste assez revenu sur lui-même, j'enlevai le séton, et mon malade partit pour un voyage, sans autre appareil que ses cheveux, qui recouvraient les deux petites ouvertures que j'avais laissées béantes. A son retour, un mois après, je vis que le kyste s'était atrophié à tel point que la tumeur était remplacée par une dépression. Il y avait déjà huit jours qu'il en était ainsi.

Mon malade portait trois loupes. Encouragé par l'absence de douleur et d'accident consécutif à l'opération première, il avait déposé toute pusillanimité et réclama une seconde opération. La seconde loupe était moins grosse que la première, et j'usai du même procédé. Tout se passa de la même manière. La matière sébacée s'épancha lentement. Le premier séton resta pendant huit jours. Mais comme le kyste était revenu sur lui-même à la moitié de son volume primitif, j'enlevai le séton et laissai les ouvertures béantes pendant quelques jours. Le kyste, très-petit, paraissait plus consistant, roulait facilement sous la pression, tant il avait perdu de ses adhérences avec les tissus qui le recouvraient. A l'aide d'un stylet, je le fis rouler sur lui-même, et je pus l'extraire facilement par une des ouvertures en le faisant basculer.

De couleur nacrée, consistant, ce kyste était très-épais et entièrement vidé.

La troisième loupe fut opérée comme les deux autres. Un seul séton, laissé pendant huit jours, suffit pour en opérer la guérison complète; car mon malade, très-expérimenté par l'exemple des deux opérations qu'il avait subies, avait enlevé le séton et abandonné la tumeur, presque vidée, aux soins de la nature. A son retour, j'observai la même dépression.

Depuis six mois que ces opérations ont été pratiquées, il n'y a point eu récidive, et la pression la plus forte ne détermine aucune douleur.

En résumé, on peut conclure que ces trois opérations pratiquées sur des loupes de différentes grosseurs, ont présenté le même succès en moins de trois semaines pour chacune, sans avoir causé la moindre douleur et sans avoir empêché l'opéré de vaquer à ses occupations. Ce résultat me semble suffisant pour établir l'avantage immense que le séton a sur les autres opérations conseillées jusqu'à ce jour.

Il n'est pas de chirurgien qui ne recommande la plus grande prudence pour porter le bistouri sur les loupes; et le caustique de Vienne, préconisé avec plus d'assurance, offre encore des inconvénients signalés et des succès trop incertains pour faire concurrence au nouveau mode opératoire que je conseille et que je n'hésiterai pas à appliquer à toutes les loupes, quelle que soit la place qu'elles occupent et quel que puisse être leur volume.

PARIS. — IMPRIMERIE CENTRALE DE NAPOLÉON CHAIX ET Cⁱᵉ, RUE BERGÈRE, 20.